DOCTEUR A. BADOUR

OÙ IL EST QUESTION

DES

INFIRMIERS MILITAIRES

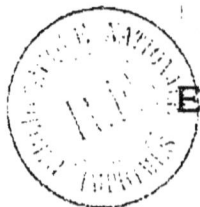

ET D'AUTRES CHOSES

PALAISEAU

1894

Où il est question des Infirmiers
militaires et d'autres choses

DOCTEUR A. BADOUR

OÙ IL EST QUESTION

DES

INFIRMIERS MILITAIRES

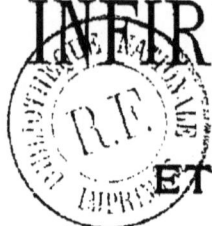

ET D'AUTRES CHOSES

PALAISEAU

1894

Tandis que la gelée menaçait de l'onglée, cette insup-portable froidure à laquelle je suis particulièrement sensible ; ou que les vents d'ouest sifflaient aux encoignures, faisant tourbillonner les feuilles attardées, j'ai, pour passer le temps et combler un désir, griffonné cette petite drôlerie qu'en dehors de la famille je soumets à quelques intimes, confrères ou camarades.

N'étant pas difficile par nature et par raison, je ne me flatte pas d'offrir un fin régal. Non : tout bonnement et entre quatre murs, près d'un feu pétillant (car la bise souffle encore rudement), c'est un repas champêtre ou, pour mieux m'exprimer, c'est de la carpe ou du lapin plus ou moins pimentés.

Il va de soi qu'étant l'amphitryon, je ne m'occupe pas de savoir si quelqu'un aime la tête ; je la prends pour moi-même, vobisque propino.

Palaiseau, 20 février 1894.

Docteur A. BADOUR.

OÙ IL EST QUESTION

DES INFIRMIERS MILITAIRES

ET D'AUTRES CHOSES

Ridendo dicere verum quid vetat ?

I

A consulter les philosophes, c'est-à-dire les hommes qui se sont appliqués à la recherche des principes et dont l'un d'eux a dit que d'ordinaire ils aiment mieux une absurdité qu'ils ont imaginée qu'une vérité adoptée par tout le monde, on est tout étonné de leurs jugements divers et quelquefois de leurs propres contradictions.

Le fait est que du spiritualisme des anciens au positivisme des modernes, en passant par les systèmes plus ou moins mitigés dans un sens ou dans l'autre des trois siècles qui nous ont précédés, c'est à ne rien comprendre, sinon qu'il n'est besoin ni de grandes études, ni de longue expérience pour croire aux inclinations naturelles.

Que la Pensée soit immuable et infinie, que les Idées viennent des sens, que l'Instinct ne soit qu'un phénomène réflexe, il est certain que le mot Aptitude n'est pas un vain mot, qu'il y a des Vocations.

Non, nous ne venons pas au monde comme une

table rase sur laquelle les objets de la nature se
gravent avec le temps. Les illustres malins du siècle
dernier qui nient les notions innées, le reconnaissent
eux-mêmes lorsqu'ils avouent que tout sentiment
est instinct ; que dans les arts de génie tout est
l'ouvrage de l'instinct ; que l'instinct gouvernera
toujours toute la terre, puisque les passions en sont
le produit.

Bossuet le traite d'admirable, Lamartine d'infail-
lible, et moi, minuscule, qui me réclame d'ailleurs
de Molière, je suis les mouvements du mien propre
en affirmant en outre que l'atavisme s'entend de la
transmission héréditaire non seulement des manières
d'être corporelles, mais encore des conditions men-
tales.

Donc il y a des choses qui préexistent, qui ne
s'apprennent pas et que l'on sait d'instinct. En
d'autres termes, et la doctrine sensualiste n'y con-
tredit pas, pour être faible ou fort, stupide ou fin,
maladroit ou habile, on n'a qu'à se donner la peine
de naître. Et de ces dispositions quelconques l'édu-
cation et l'instruction sont pour diversifier les mul-
tiples degrés dans l'échelle sociale.

Et, chers confrères, je vous dirais bien de ne pas
aller plus loin, dans le cas où la redondance de ce
début vous déplairait. Mais je me berce de l'espoir
qui dans une courte lecture prévoit quelque repos,
une distraction, peut-être une surprise. Or çà, écou-
tez-moi et ne vous endormez pas.

II

J'ai tout à l'heure avancé qu'il y a des dispositions
indéniables qui sont dans le sang et que l'on n'ac-
quiert pas. Pour donner un exemple, ne naît-on pas
rôtisseur ?

Vous riez, n'est-ce pas ? et vous trouvez étrange que je vous arrête sur un tel aphorisme. Quoi de plus naturel cependant ? Est-ce que la médecine et la cuisine ne marchent pas ensemble ? Qu'est la pharmacie, sinon une cuisine spéciale et perfectionnée que l'antique apothicaire avait élevée à la hauteur d'un sacerdoce ?

Et notre chère patrie ne se distingue-t-elle pas par ses médecins (entre nous soit dit) et par ses cuisiniers ? N'est-on pas l'un ou l'autre à l'étranger ? Et pour ne parler que des derniers, où en est-il de meilleurs qu'en France ? C'est une qualité du terroir ; on y est prédestiné.

Tenez : que ceux qui ne sont plus d'un âge tendre se reportent à cette époque où, s'ils étaient étudiants besoigneux, ils ne pouvaient jeter que de timides regards sur les mets alléchants des boutiques de victuailles. Au carrefour de Buci, ce carrefour dont le quintuple dégagement n'a pas varié au milieu des grandes modifications subies par le Quartier Latin, il y en avait une qui fatalement captivait le passant. Evidemment une aptitude innée y présidait à la confection de ces tranches que la convoitise des estomacs creux dorait et attendrissait au delà de toute expression.

Tout près de là, rue Grégoire de Tours, une rue singulièrement dénommée pour sa réputation, plus étroite et plus noire que la tortueuse rue de notre Ecole (aujourd'hui disparue) par laquelle on y communiquait, était un bouillon où l'on servait au cran avec l'instrument que vous devinez et qui est de mise en ce discours. Là aussi il y avait un maître-coq de valeur instinctive et l'on s'y pourléchait, quand la bourse le permettait.

Au demeurant, je répète qu'ils sont communs chez nous, ceux que par un euphémisme trivial on appelle des gueulards. Le médecin peut-il se défendre de l'être peu ou prou, puisque nul ne connaît aussi bien l'usage raisonné des substances alimentaires ?

J'ai eu un excellent ami, praticien très apprécié par ses convalescents à qui il ordonnait des mets délicats, qui employait tout le temps non consacré aux malades et tous ses autres sens à raffiner son goût.

Un autre, fenêtres bien closes en plein midi, s'offrait le luxe d'éblouissantes lumières pour mieux savourer de fines noces.

Je ne les nomme pas de crainte d'exposer leurs mânes à quelque supplice de Tantale.

Pour rester entre soi, je sais encore un pharmacien (pas le premier venu) qui, lorsque nous étions jeunes et que l'Alsace-Lorraine était heureuse, excellait à fabriquer des sauces. La bouche se mouillait à le voir onctueusement manipuler.

Que voulez-vous ? ces gens ont le don de faire valoir les choses. Il n'y a pas à en douter et, confessons-le, ces choses-là sont essentielles dans la vie matérielle où l'estomac domine.

Et ce n'est pas d'aujourd'hui : *sine Cerere et Baccho friget Venus.*

III

Eh bien ! la comparaison étant drôle, riez toujours pour mon plaisir, puisque rien n'est plus vrai qu'on naît infirmier comme on naît rôtisseur.

Si j'osais, semblable au Marseillais qui, malgré son accent et ses allures, n'avoue pas son origine parce qu'il n'aime pas à se vanter, je vous affirmerais que pour ma part j'étais né infirmier. Vous pouvez m'en croire : sans sortir des bornes de ma modestie habituelle, j'en ai fourni des preuves à m'étonner moi-même.

De toutes façons je suis donc certain que pour cette fonction il y a des prédispositions. Et, m'adressant aux confrères, lesquels sont bien placés pour voir, pour sentir et juger, je n'insiste pas. Pour le même motif je serais mal venu à la leur définir, cette fonction ; mais je présume qu'ils n'ont pas porté l'uniforme et qu'ils vont apprendre ce que je vais conter : car dans notre milieu humain il y a aussi beaucoup de choses qu'on ne sait qu'à la condition de les acquérir.

La suivante en est une.

Dans l'armée on a toujours vécu et l'on vit encore dans cette idée qu'en matière recrutable ce qui n'est pas bon pour faire un simple fantassin, si ce n'est pas mauvais, est bon pour faire un infirmier. Si au cours du service une insuffisance numérique survient (ce qui ne devrait jamais se présenter, les malades n'ayant pas le temps d'attendre), c'est par ce qu'il y a de moins bon dans les régiments qu'on y supplée.

Bien plus, dans les commissions de réforme quand l'autorité est hésitante sur la valeur physique d'un militaire déprécié pour une cause en apparence légère, qu'advient-il ? La balance penche pour le maintien et l'homme est versé aux infirmiers.

Il est vrai que pour balayer et astiquer des salles, pour vaquer aux petits soins du ménage hospitalier, il n'est pas besoin d'être un hercule, pas plus que d'avoir fait les humanités. Mais à ce compte pourquoi les borgnes, certains estropiés et même les bossus ne serviraient-ils pas leur pays dans la mesure de leurs forces, et n'est-il pas scandaleux de se priver du concours des petites tailles qui autrement ne laissent rien à désirer sous le rapport corporel ?

D'ailleurs il existe des règles pour l'admission aux

diverses armes et surtout pour l'instruction consécutive. Je parlerai tout à l'heure de ce qui regarde les infirmiers et, si vous ne tombez pas à la renverse, ce ne sera pas ma faute.

Les infirmiers ! Ah ! de quelles qualités ne doivent-ils pas être pourvus, Messieurs les Militaires, quand une bonne maladie vous étreint et vous mord !

IV

L'histoire s'écrivant avec des faits particuliers, je pourrais, si ce n'était ennuyeux, en citer de personnels. En effet, je n'ai pas seulement beaucoup pratiqué dans les hôpitaux ; comme pour mieux en apprécier les rouages, j'y ai été aussi alité. Oui, j'ai passé trois fois par cette misère et je ne l'ignore en aucune façon.

Une fois, (je ne résiste pas à l'envie de fixer un souvenir douloureux), c'était à Alençon, où je fus affreusement malade. Dans le misérable hospice de cette ville où en pleine neige on avait à peine du feu, il n'y avait pas même d'infirmiers. C'étaient les soldats à affections légères qui en remplissaient le rôle, qui déménageaient tout d'un coup et vous laissaient en plan. Les sœurs ne se faisaient connaître que par leur rapide passage et la banalité de leurs souhaits.

Mon isolement étant complet, en raison de ma situation d'expert au conseil de révision, je fus obligé d'appeler mon ordonnance qui, à la faveur d'une permission, vint me donner des soins. Et quels soins délicieux dont j'ai à cœur d'honorer sa mémoire !

Il me serait facile d'en attester un excellent camarade qui suivait de près mon érysipèle grave de la tête, à défaut du médecin civil qui venait ou ne venait pas.

Evidemment ce qui m'arrivait, arrivait aux autres. Et je passe, sur la simple citation d'un court séjour qu'au début de mes services une angine suraiguë m'imposa à Saint-Mandrier de Toulon. On y était entre les mains des forçats (la crême, bien entendu, dont le dégoût me fit rejoindre mon bord, avant d'être guéri). Là aussi il y avait des sœurs qui ne m'ont laissé qu'un très vague souvenir.

Or, de mes observations à propos des soins donnés aux malades par le personnel subalterne, il résulte que la part des sœurs est très discrète et que les infirmiers sont ce qu'ils peuvent être, c'est-à-dire médiocres, à cause du recrutement actuel.

Et je le démontre, visant naturellement le milieu militaire dans lequel j'ai parcouru presque toute ma carrière doctorale.

Si ce n'est pas nouveau, c'est peut-être inédit.

V

Dans le monde où l'on est malade chez soi et où, pour de bonnes et indiscutables raisons, on ne va pas du tout à l'hôpital, on se figure que les sœurs ne sortent pas des salles de malades et on cultive, sans autrement s'en rendre compte, la belle et intéressante légende qui les représente tout le temps penchées au chevet des plus souffrants.

N'est-ce pas l'immanquable tableau, quand quelque personnage est en vue?

Vous voyez ça d'ici : là-bas, presqu'au fond de la salle (la perspective y gagne), est une femme à cornette miroitante, à bavette immaculée, à ample robe grise, à tablier blanc avec, pendus à la ceinture, un trousseau de clefs qui s'entrechoquent et un chapelet à gros grains et à grande croix dont, par une con-

vention bizarre, la nudité de l'emblème (bien humain)
n'a rien d'effarouchant pour des gens qui sursaute-
raient à la vue de l'Enlèvement des Sabines ; c'est la
Sœur qui, mise à ravir dans sa simplicité, tient le
malade doucement soulevé et très patiemment lui
donne à boire.

Et vous croyez que c'est vrai. Quelle profonde
erreur !

D'abord les sœurs sont, pour la moitié au moins,
employées à des offices divers qui n'ont rien de
commun avec le service des salles où elles ne mettent
jamais les pieds. Elles sont à la cuisine et à ses
dépendances, à la lingerie, à la buanderie ; il y a
une tourière ; il y a une supérieure, dont une, à ma
connaissance, était, épistolairement, la directrice de
l'hôpital.

Ensuite celles qui y sont affectées, s'y occupent
principalement des affaires de linge et d'alimentation.
Quant aux soins proprement dits, elles s'en soucient
par instants, vis-à-vis des cas graves, pendant le
jour, jamais la nuit, ou si peu que c'est à se demander
à quoi servent leurs rondes, ces rondes de deux
ombres qu'illumine une lanterne, qui s'avancent
dans un marmottement de prières, circulent et dispa-
raissent sans autre raison qu'une consigne tradi-
tionnelle.

D'aucunes, sans malice, persistent à croire qu'elles
font œuvre de charité dans un hôpital militaire, où
le soldat malade est chez lui et où toutes les fonc-
tions sont payées pour le servir. Il m'est arrivé
d'être dans la nécessité d'essayer de détruire cette
pure illusion.

Je ne parle pas de leurs tendances envahissantes
au point de vue de la maîtrise. C'est naturel au sexe
aimable et la plupart des hommes ne s'en plaignent
pas.

Et elles ne travaillent pas pour la gloire (tant s'en faut), pas plus que tous les ordres, même les mendiants qui, s'ils continuent à être l'asile de la pénitence, ne le sont plus guère de l'humilité.

Et puis, où sont les économies qu'elles procurent à des établissements où, du haut en bas de l'échelle administrative, on est appris à gérer comme il convient les intérêts matériels, et où réglementairement on doit être en nombre suffisant pour le faire ?

Enfin (accablez-moi, si je mens) elles ont toutes tellement peur du diable que rien ne les démange tant que de faire partager ce sentiment. Pour elles c'est à la fois un devoir et un droit auxquels elles ne sauraient se dérober. Si la question n'était pas irritante, je conclurais par des faits. Je me contente d'ajouter que, par notre temps de crédulités blettissantes, c'est quelquefois très embarrassant.

Et voilà pourquoi les sœurs ont des gâteries, quand elles veulent et où elles veulent, et pourquoi elles seraient excellentes, si elles n'étaient des sœurs.

On dira ce qu'on voudra : la femme est née pour éclairer la vie de son meilleur sourire et, pour remplir ce charme, il faut un peu d'amour, comme chez les païens.

VI

Sur quoi je reviens au véritable travailleur de l'hôpital, au collaborateur du médecin soignard, à celui qui tourne et retourne le malade et, quand il est ce qu'il doit être, ne contribue pas peu à le guérir, en tout cas à alléger ses souffrances ; en un mot à l'*Infirmier*, à ce soldat que tous les autres et le vulgaire rattachent à une artillerie spéciale et que dans tous les rangs de l'armée on a la bonne ou mauvaise humeur de désigner par un geste à la Pourceaugnac.

O Eguisier, qui as si bien mérité de l'humanité souffrante par ta géniale invention, inspire-moi ! Qu'a-t-il fait, ce jeune conscrit, pour être classé dans tes admirateurs ? Si l'arme nouvelle se recommande de conquêtes non moins faciles que sûres, quel sort contraire le force à partager de semblables lauriers ? N'avait-il pas rêvé de plus nobles combats ?

Le voilà qui part, enrubanné et chantant comme tous ses camarades ! Dans sa griserie patriotique est-il soutenu par la volonté d'être brave et n'a-t-il pas déjà dans les traits quelque visible nostalgie ? Quand on n'a pas la vocation (et comment l'aurait-il lui qui vivait aux champs, aux quatre vents du ciel ?), aller s'enfermer dans un hôpital pour y être façonné aux pires des besognes, cela peut-il être réjouissant ?

Il est vrai qu'il n'y va pas tout droit, de par des règlements déjà anciens et récemment renforcés. Il lui est ménagé une transition par une année passée au régiment (vous n'êtes pas sourds, n'est-ce pas ? et vous m'entendez bien), et ce qu'il y a d'extraordinairement singulier, c'est que, sans qu'on le veuille, c'est tant mieux pour lui.

Mais pour les malades, qu'en pensez-vous ?

Ainsi, loin de choisir les infirmiers, d'admettre dans ce corps des volontaires et des rengagés, et surtout d'y placer d'office ceux à qui il serait naturel que ça revienne de droit, notamment les étudiants en médecine et en pharmacie qui, par une inconcevable aberration, vont perdre leur temps dans un militarisme au moins inutile, on prend n'importe qui au bas bout de l'échelle des bons, on le bombarde infirmier et, pour lui apprendre son métier, on l'envoie dans une caserne où, sur trois ans de service, il en fait un en maniement d'arme et exercices militaires de toutes sortes.

Est-ce assez bizarre et incompréhensible ?

Il résulte de cette insanité qu'après avoir évolué pendant un an comme le commun des fantassins, au coudoiement desquels il n'a pas manqué d'être traité selon son rang et sa fonction future, l'infirmier s'échoue à l'hôpital et, mis à part tous ceux (ils sont nombreux !) qui, n'en portant que le titre peu envié et les criards insignes, ne s'emploient pas dans les salles, écrivains, cuisiniers, ouvriers, etc., voici ce qu'à ce moment il est généralement.

C'est un petit homme, très ordinaire des pieds à la tête, sachant lire et écrire (quelquefois à peu près), plus ou moins doué de bonnes intentions, pas plus bête qu'un autre, mais ignorant comme une carpe du métier où il entre et souvent y répugnant de tout cœur.

Et voilà ce qu'il doit être, ce petit homme qui dans six mois ne sera pas encore décati et qui, un an plus tard, ne songera qu'à rejoindre son pays et sa promise.

VII

C'est le manuel qui parle.

L'infirmier doit être soumis et discipliné. Relevant de tout le monde, commandement, intendance, médecins, pharmaciens, officiers d'administration et sœurs, il doit être respectueux et déférent.

Il doit être vigoureux, silencieux, décent.

Il doit être doux et patient avec les malades, dévoué et compatissant ; il ne doit jamais manquer aux égards qui leur sont dus, quand même il serait maltraité par eux.

Il doit écouter avec attention les recommandations du médecin et les exécuter fidèlement.

Il doit aérer et remettre les salles en état de propreté, entretenir les veilleuses et les feux, refaire les

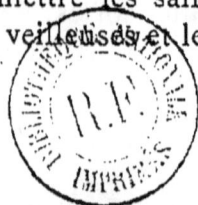

lits, rincer les crachoirs et les vases, nettoyer les latrines.

Il doit s'entendre à lotionner, à frictionner, à laver les malades et leur venir en aide pour tous leurs besoins.

Il doit administrer les médicaments, travailler dans le plus grand ordre et avec le moins de bruit possible, toujours agir avec une grande douceur.

Son zèle doit être soutenu, sa probité sévère, sa sobriété constante.

Et il y en a comme ça cent pages en toutes lettres d'un format qui, pour être petit, n'en est pas moins flatteur.

Et ce n'est pas fini.

Il faut encore que l'infirmier apprenne à se bien comporter en guerre.

Le soldat qui combat ne se préoccupe que de sa propre personne. L'infirmier doit en outre soigner les écloppés pendant la route, aménager des locaux en cas de séjour.

Pendant le combat il installe les postes de secours, il va chercher de l'eau, du bois, de la paille ; il dispose les instruments, les médicaments, il fait de la tisane et prépare des boissons rafraîchissantes.

S'il y a encombrement, il doit redoubler d'efforts et de dévouement, conserver le calme et le sang-froid, agir avec promptitude, ordre et méthode, ne pas augmenter les souffrances des malades, les débarrasser des souillures, les disposer dans les voitures avec les plus grandes précautions.

En cas de déplacement il recharge le matériel avec rapidité et conformément au règlement, etc., etc.

Et, si vous avez eu la patience de me suivre dans cette analyse, si vous considérez en outre que l'ivresse de la poudre n'a rien à démêler avec l'action de panser des blessés sur le champ de bataille, je vous

demande à cette heure quelle idée vous avez du
temps nécessaire pour acquérir la notion de tous ces
devoirs ; je devrais dire de toutes ces vertus, à la
hauteur desquelles il faudrait, n'est-ce pas ? être par
trop candide pour supposer un seul instant qu'avec
le système actuel on puisse jamais s'élever.

Je vous ai priés de rire au cours de cet article.
Tordez-vous maintenant et que l'infirmier se plai-
gne !

VIII

Dans la religion l'impénitence n'est punie qu'après
la mort, et la fidèle exécution de ses prescriptions
relativement faciles garantit des perspectives para-
disiaques.

Les infirmiers, eux, dans leur communion de
pénibles travaux, n'ont qu'un droit, celui d'être punis,
séance tenante, pour la moindre contravention ; et
qu'une perspective, celle d'atteindre très exception-
nellement au grade de sous-officier.

En campagne et en temps d'épidémies (vous
n'ignorez pas qu'en temps ordinaire leur pourcentage
obituaire est notablement supérieur à celui des
troupes), ceux qui ont échappé à tous les risques et
qui, dix fois plutôt qu'une, ont rempli leur tâche,
peuvent concourir pour la médaille militaire ou sim-
plement, comme si cette décoration dépassait la
mesure, pour des médailles d'honneur.

C'est toujours ça ; et comme tout cela est gentil,
pour me servir vis-à-vis de vous, chers lecteurs,
d'une expression convenable.

Vis-à-vis de moi c'est différent. Ne visant en
dernier lieu que les procédés qui littéralement

bâclent l'infirmier, je trouve que non seulement ils ne sont pas utiles, mais qu'ils ne sont pas sérieux.

Pour dévoiler toute ma pensée, ils sont absurdes et grotesques.

Et monendi sœpe amici sunt, et objurgandi.

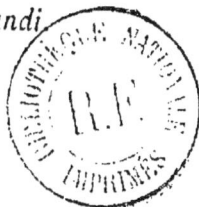

Tulle, imp. Mazeyrie.

303

www.ingramcontent.com/pod-product-compliance
Lightning Source LLC
Chambersburg PA
CBHW070220200326
41520CB00018B/5713